HYGIÈNE DENTAIRE,

OU LES

MOYENS DE CONSERVER SES DENTS

BELLES ET BONNES ;

A L'USAGE DES GENS DU MONDE ;

Par J.-M. Bonnet,

CHIRURGIEN-DENTISTE,

OFFICIER DE SANTÉ, BACHELIER ÈS-LETTRES DE L'ACADÉMIE
DE PARIS.

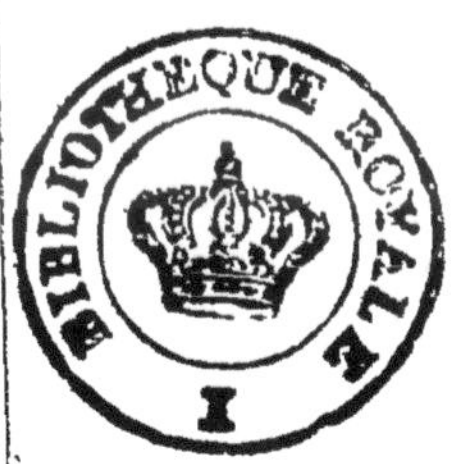

———— ◆ ————

NANCY,

CHEZ L'AUTEUR, RUE DE LA POISSONNERIE, 24,

et

CHEZ Mlle GONET, LIBRAIRE,
rue des Dominicains, 14.

———

1842.

NANCY, IMPR. DE A. PAULLET.

A mon Père,

mon seul maître,

M. le Docteur Bonnet,

Chirurgien-Major

à l'Armée d'Afrique.

Témoignage d'Amour filial

et de Reconnaissance éternelle.

BONNET.

La bouche fraîche et riante,
De la rose aux vives couleurs,
Nous offre l'image vivante.
C'est de la plus belle des fleurs
Que j'ose enseigner la culture.

MAR....

—

Mas vale un dienté qué un diamenté.

Il vaut mieux une dent qu'un diamant.

Don PEDRO CALDERON DE LA BARCA.
Proverbes espagnols.

—

Guérir sans doute est beau, mais conserver est mieux.

AVANT-PROPOS.

Plusieurs personnes nous ayant souvent demandé quelles sont les causes de la carie de leurs dents, et quels moyens il faudrait employer pour prévenir autant que possible la perte de ces organes précieux, nous nous sommes toujours empressé de les leur indiquer ; mais, comme le temps ne permet pas que l'on fasse à toutes, un cours d'hygiène dentaire, et toujours frappé de la véracité et de l'à-propos du proverbe latin : *Verba volant, scripta manent* (les paroles s'oublient, mais les écrits restent), nous nous sommes décidé à publier ce petit opuscule, afin que toute personne puisse voir en le lisant quelles sont les causes qui agissent particulièrement sur ses dents, et qu'on trouve en même temps les moyens de s'y soustraire et d'en éviter d'autres.

Nous désirons que ces pages puissent être agréables et utiles à ces personnes, car c'est là le seul but que nous nous soyons proposé et la tâche que nous nous sommes efforcé de remplir.

Août 1842.

HYGIÈNE

DENTAIRE.

INTRODUCTION.

L'hygiène est une branche de la médecine qui a pour objet la conservation de la santé et la prolongation de la vie, en écartant les maladies. Le but de l'hygiène dentaire est de conserver la salubrité de la bouche et des dents.

Comme on divise l'hygiène en trois parties, savoir : le sujet, la matière et les règles ; pour nous, le sujet sera les dents et leurs dépendances ; la matière, les divers états et circonstances dans lesquels peuvent se trouver ces organes ; les règles, ce qu'il faut faire ou éviter pour la conservation des dents.

Nous traiterons en peu de mots le premier chapitre, pour nous occuper spécialement du sujet et des règles à observer pour la conservation des dents.

CHAPITRE Ier.

DU SUJET DE L'HYGIÈNE DE LA BOUCHE ET DES DENTS.

—

§ 1er. *Exposé de l'utilité des dents.*

La supériorité de l'homme sur les animaux se manifeste par la délicatesse de ses sens et le jeu de sa physionomie, qui nous dévoilent les impressions variées dont il est susceptible. Les passions, le chagrin, la joie et la douleur s'impriment sur son visage, qui devient, en se contractant, le tableau mouvant de ses agitations intérieures.

Dans cet état, il ne peut se soustraire à l'observation : tout ce qu'il ressent au fond de l'âme devient apparent ; il est alors aisé de prévoir ses désirs et sa volonté. Ces diverses émotions sont caractérisées par la contraction simultanée des organes qui composent la face. De tous les organes qui déterminent le type de la figure humaine, tels que les yeux, le nez, etc., la bouche et les dents jouent un grand rôle, et nous ne parlerons que de ces derniers comme ayant rapport exclusivement à notre sujet.

Les philosophes qui ont traité des passions ont regardé les yeux comme le miroir le plus expressif de l'âme; mais, à notre avis, si les yeux font ressortir le jeu et le piquant de la physionomie, la bouche ne contribue pas moins à en augmenter le charme et l'harmonie, lorsqu'elle entre en action; en un mot, il n'est rien de peu important dans la conformation de l'homme; la nature, si sage dans ses opérations, a tout prévu pour la mettre dans un parfait accord, et chaque organe pèche par le défaut d'un autre. Quel attrait peut avoir un regard favorable lorsque le sourire n'est point gracieux?

Si un regard sémillant et langoureux flatte nos sens, un sourire aimable ne les flatte pas moins. Sous le rapport de l'importance, si les yeux expriment vivement, la bouche, en ar ticulant des sons, constitue la parole, qui, par une diction pure et claire, nous anime et nous transporte.

Lorsque les dents sont saines et bien rangées, elles ajoutent encore à la beauté ; leur perte est toujours sensible, tant parce qu'elle diminue d'une manière remarquable l'agrément de la physionomie, que par rapport à la gêne plus ou moins grande que l'on éprouve, soit pour parler, soit pour broyer.

« La bouche fut souvent comparée à la rose
Au retour du printemps nouvellement éclose.
De la rose en effet elle offre la fraîcheur,
Le brillant incarnat et la suave odeur.
Mais, ainsi qu'une fleur a besoin de culture,
Il faut soigner sa bouche et surtout sa denture ;
Par des soins assidus tout est bien acheté,
Repos, richesse, honneur, et savoir et santé.
Néglige-t-on ses dents, une rouille jaunâtre
S'amoncelle, et bientôt en a souillé l'albâtre ;
Votre haleine est fétide, et ce poison rongeur
Finit par vous causer une sourde douleur
Qui s'accroît, qui s'aigrit. Les bouches infectées
N'offrent plus que deux rangs de dents noires gâtées ;
C'est à qui vous fuira. . . . .
. . . .
Déplorables effets ! négligence fatale ! » ***

L'on a de tout temps attaché une grande importance à la beauté des dents, car nous voyons les poètes de l'antiquité célébrer dans leurs vers cet ornement, quelquefois trop passager.

Ce n'est qu'en se conformant aux préceptes de l'art qu'on donnera aux dents ce brillant qui a fait dire au chantre de l'amour : « Je reconnais vos soins à cette blancheur qui reluit dans votre bouche ! »

Que Julie se présente aux yeux de Manlius, elle brille, suivant Catulle, par une bouche fleurie : elle avait sans doute ces dents de neige, si chantées par les favoris des Muses, ou ce rang de perles vanté par Lucien, et dont Théocrite aurait sans doute estimé l'éclat au-dessus du plus beau marbre de Paros.

Les coquettes de la Grèce, quand elles ne riaient pas, avaient coutume de tenir une petite branche de myrte entre leurs dents pour en faire voir la beauté.

On reconnaît l'envie, suivant le poète Sulmone, au tartre jaunâtre dont sont couvertes ses dents longues et rouillées.

La blancheur des dents fut toujours mise au rang des beautés, si l'on en excepte la Chine et le Japon (1), où des dents noires sont regardées comme un bel ornement.

Martial a dit: que sans dents il n'est pas de figure agréable; et Ovide, que le sourire d'une bouche édentée est un préservatif contre l'amour.

Dans le livre de Pyticus, écrit par Damocrate, sous le siècle d'Auguste, on trouve déjà de très-beaux éloges sur les dents blanches et symétriquement rangées. Il n'est peut-être rien de plus séduisant dans une femme, que ce doux sourire qui, en épanouissant une belle bouche, laisse voir à découvert deux longues files de perles blanchissantes. Cet agrément avait sans doute frappé Homère, qui, dans ses poèmes, donne à la déesse des Amours l'épithète de φιλομειδής, c'est-à-dire, Vénus qui aime à sourire. Si, maintenant, l'on réfléchit que les dents sont

-----

(1) *De medicina Indorum*, lib. i. —Voyage à la Chine du père du Halde. — Macartney, note 14.

les premiers agents de la nutrition, on sentira toute l'importance du besoin de conserver ces ostéides, car lorsque les dents finissent par se carier entièrement, elles peuvent entraîner avec elles la destruction partielle des machoires, dans les cavités desquelles il se forme des collections purulentes ; la beauté se perd, la mastication est pénible, embarrassée, impossible même quelquefois; les digestions ne s'exécutent plus qu'imparfaitement, et la vie est languissante.

Fauchard nous a laissé un tableau assez vrai des désordres causés par une mastication imparfaite :

.... « Car si les aliments ne sont pas bien broyés par les dents, dit ce célèbre dentiste, il est constant que la dissolution qui se fera dans l'estomac sera longue, laborieuse et imparfaite.

» Ainsi, au lieu d'un sang doux et balsamique, il en résultera au contraire un sang épais, vicieux, aigri, ou, enfin, en quelque manière vicieux : les dents ne manqueront pas de s'en ressentir, soit par le sang qui

passera dans leurs vaisseaux, soit par les va-
peurs qui s'élèveront de l'estomac et de la
poitrine, et qui s'attacheront aux dents, en
passant par la bouche. »

N'a-t-on pas déjà réfléchi à toute l'utilité
de ces organes pour la formation et la trans-
mission des sons ? Quoi de plus fatigant pour
un orateur, qui devra prononcer un discours
éloquent, de ne pouvoir exprimer sa pensée
qu'avec peine, et de voir un nombreux audi-
toire fatigué de ses longs efforts ; car les sons
ne sont plus harmonieux ; les mots, n'étant
plus prononcés nettement, ne sont plus dis-
tincts ; un sifflement aigu se mêle par instants
à la prononciation d'une syllabe ; la salive
s'échappe au dehors ; et, pour terminer ce
tableau, nous dirons qu'il n'aura certainement produit qu'une très-légère sensation ;
tandis que si sa parole eût été éclatante, facile et distincte, il aurait entraîné tout l'au-
ditoire à sa conviction (1).

-----

(1) Démosthènes, qui avait ses dents mal rangées,
et ne s'exprimait que difficilement, allait s'exercer à dé-

Aussi, ne saurait-on trop recommander aux gens du monde de diriger surtout leurs efforts dans le but de reculer autant que possible le moment où des organes aussi précieux que les dents venant à tomber, les agréments extérieurs et la santé se trouvent compromis.

Combien de personnes n'osent sourire de peur de montrer des dents noircies par la carie, percées, ébréchées, et des vides désagréables dont leur bouche est déparée, et qui se seraient évité de pareilles difformités si elles se fussent astreintes à quelques petits soins fort faciles et nullement douloureux?

Ne voit-on pas souvent des dents d'un blanc de lait, dont on a été obligé de limer les parties latérales pour en enlever la carie ; avec des lèvres vermeilles, elles offrent encore l'image gracieuse du lis et de la rose réunis.

---

clamer au bord de la mer. Saint Jérôme, lorsqu'il apprenait l'hébreu, langue gutturale, se fit limer les dents, afin que sa voix devint plus sonore et plus pure.

Comment arrive-t-il qu'on n'apporte qu'une sorte d'indifférence, ou bien une tardive attention, à ce que commandent à la fois le besoin d'exister et celui de plaire ?

———•———

CHAPITRE II.

CAUSES GÉNÉRALES QUI DÉTERMINENT LA CARIE
· DES DENTS.

Une foule de causes déterminent la carie des dents : il en est qui sont externes ; d'autres, et c'est le plus grand nombre, qui dépendent d'une affection interne. Les premières sont : les chutes, les coups, les commotions, les contusions, les contre-coups, les abcès des gencives, le contact de l'air froid et ambiant, qui détermine les fluxions, l'application des substances qui altèrent l'organe dentaire, comme les acides, par exemple, et autres corps qui exaltent la sensibilité nerveuse ; le séjour prolongé des substances alimentaires ou des humeurs buccales sur les dents ; la prédominance d'un acide dans les humeurs de la bouche ; enfin toutes les lésions des dents ; la conformation vicieuse, par suite de laquelle elles sont trop rapprochées les unes des autres, en sorte qu'elles sont en contact trop immédiat ; les affections des gencives, etc., etc.

Les causes internes de la carie dépendent d'une foule d'affections organiques, constitutionnelles ou accidentelles : telles sont les affections scrophuleuses, dartreuses, syphilitiques, goutteuses, rachitiques, scorbutiques, gastriques, nerveuses, etc., etc. Une enfance maladive, la grossesse, l'allaitement, la convalescence des maladies graves, la stomatite, la gastrite chronique, l'entérite chronique, et en général toutes les maladies chroniques, la suppression d'une évacuation quelconque, etc., etc.

CHAPITRE III.

MATIÈRE ET RÉGLES DE L'HYGIÈNE , OU CONNAISSANCE
DES CHOSES DONT L'HOMME USE ET JOUIT, ET CELLE
DE LEUR INFLUENCE SUR LA CONSTITUTION DES OR-
GANES DENTAIRES.

La matière de l'hygiène étant suivie des règles, nous donnerons l'application des dernières en même temps que nous traiterons de la première ; c'est le moyen d'éviter des complications et des répétitions.

§ 1er. *Des aliments nuisibles.*

Les dents doivent, tant pour leur conservation propre, que pour celle des autres organes de l'économie, être soumises à un exercice journalier, qui consiste, pour les incisives, à couper, pour les canines, à déchirer, pour les molaires, à broyer. Cet exercice est renfermé dans l'acte masticatoire des aliments d'une certaine consistance et tirés des différents règnes de la nature. Ce qui prouve son utilité, c'est l'accumulation du tartre et les autres accidents qui surviennent aux dents d'un côté de la bouche, lorsqu'on s'abstient de mâcher de ce côté, ou bien à la totalité des dents lorsqu'on n'use, pendant un certain temps, que d'aliments liquides.

Les personnes qui ne mâchent point assez leurs aliments s'exposent à de lentes digestions. Agir ainsi, c'est charger l'estomac de deux actes, dont un ne lui est pas départi par la nature.

Il est du devoir de notre sujet, bien que la majorité des malades soit constamment sourde à nos avis, il est de notre devoir, disons-nous, de signaler, parmi les substances alibiles, c'est-à-dire qui servent à notre nutrition, celles qui font naître ou entretiennent les maladies des dents et celles qui n'ont aucune propriété délétère sur ces ostéides. Dans plusieurs maladies de la bouche, il est bien reconnu que le régime est assurément un des moyens les plus efficaces contre ces affections.

En général, les substances animales sont moins favorables à la conservation des dents que les substances végétales ; la difficulté qu'on éprouve à extraire d'entre les dents le résidu fibreux des viandes rôties, ou à enlever l'enduit glutineux de celles que l'on fait bouillir, vient confirmer et justifier cette assertion.

Il ne faut pas moins redouter l'usage prolongé des viandes fumées ou salées, dont l'action, on ne peut plus nuisible, est cause de cette affection terrible à laquelle échappent rarement les personnes qui font sur mer des voyages de long cours, le *scorbut*, qui consiste dans le saignement continuel des gencives et le déchaussement ainsi que l'ébranlement de toute la denture.

La plupart des aliments, avant de servir à notre nourriture, subissent diverses préparations qui en facilitent la digestion ; mais si l'on abuse de ces assaisonnements, au nombre desquels sont le sel, le poivre, le piment, les cornichons, le vinaigre, etc., il peut résulter des maladies de bouche, surtout dans les climats tempérés et chez les personnes sujettes aux inflammations.

La préparation des aliments doit être appropriée à l'état présent du malade. C'est pourquoi, lorsque les dents sont douloureuses et vacillantes, on aura soin de ne prendre que ceux qui sont faciles à broyer, et les potages au pain, à la semoule, au vermicelle, à la fécule, bien cuits.

Parmi les aliments tirés du règne animal, on choisira la chair des animaux d'une mastication facile; elle devra être tendre, bien cuite, et même réduite en hachis, si cela est nécessaire. Quant au pain, qui forme la base de notre nourriture, on n'en mangera que la mie dans son état naturel, ou plus ou moins humectée. Il faudra surtout faire attention au degré de température des aliments, de peur que la sensibilité des nerfs dentaires, se trouvant trop exaltée par l'impression du chaud ou du froid, ne détermine une odontalgie plus ou moins aiguë. Ce régime convient également aux vieillards, pour qui la privation des dents rend la mastication très-difficile.

Parmi les légumes et les fruits, il s'en trouve qui agissent assez fortement sur les organes dentaires ; tous les fruits acides, lorsque surtout ils ne sont pas parvenus à un état de maturité complète ; nous ferons remarquer parmi ceux-ci : les groseilles, les cerises aigres, le verjus, certaines pommes, les grenades, des oranges presque vertes, et d'une acidité remarquable, les citrons ; et parmi les légumes, on doit proscrire l'oseille crue et l'épine-vinette; il faut éviter l'excès de ces aliments, parce qu'ils agacent les dents et peuvent, à la longue, les ramollir. Un aliment surtout, qu'il est bien difficile de défendre, ou du moins duquel on s'abstient avec peine, c'est le sucre et toutes les matières dans lesquelles il entre en forte proportion, comme les sirops, les confitures, les dragées, etc.

De tout ceci, cependant, nous ne blâmons que l'abus.

Bien que l'analyse chimique ne décèle

dans le sucre aucune ou une très-petite qualité acide, il n'en est pas moins vrai qu'il
contient un principe particulier assez actif
pour attaquer la substance dentaire; il est
certain aussi, que toute personne, qui, aux
environs du nouvel an, s'est livrée sans mo-
dération au plaisir de savourer ces mille bonbons qui sortent de l'officine des confiseurs,
doit se souvenir d'avoir éprouvé au collet
des dents une sensation sourde et douloureuse, un agacement qui ne dépose pas en
faveur des sucreries; et l'on peut même
ajouter, qu'entre chaque dent séjournent toujours des molécules, des débris, qui, par la
fermentation, ont la plus grande tendance à
s'acidifier; c'est alors que leur présence est
incontestablement nuisible. Qui n'a pas souvent remarqué qu'une dent cariée devient
très-sensible par la présence du sucre ou des
confitures dans la bouche ! Aussi, est-il sage
de s'en abstenir lorsque les dents sont d'une
texture friable et que l'on aperçoit déjà des
commencements de carie sur quelques-uns
de ces organes.

« **De sucre, de bonbons, les enfants sont avides (1)** :
Mais ne leur cachez point que tous les sucs acides
Sont contraires aux dents , si l'on en croit Jourdain.
Je vois pâlir d'effroi tout le peuple enfantin.
Mais je dois avant tout remplir mon ministère :
Toujours de ces douceurs, la suite fut amère.
Dussé-je, soulevant le quartier des Lombards,
Voir sur moi confiseurs fondre de toutes parts,
Aux enfants je dois dire : Evitez ces dragées,
Par vous, au jour de l'an, avec ardeur mangées,
Car leur suc corrosif se collant sur les dents,
Les déracinera sans attendre le temps.
Qui caresse un enfant à la bouche ébréchée ?...
Quant à moi, je crois voir une fleur desséchée,
Qui perd dans son printemps ses parfums, sa couleur.
Parents, vous m'entendez, évitez ce malheur ! »

Ce qui ne fera certainement pas rire les
jeunes enfants.

Aux personnes qui ne veulent pas croire
au danger de l'abus des sucreries, on peut
poser un argument auquel il serait difficile
de répondre, c'est que les ouvriers occupés
dans les raffineries, présentent, en général,
une denture atteinte du plus grand délabre-

____

(1) Marm.

ment, et que, parmi les demoiselles assises au comptoir des confiseurs, il en est beaucoup qui voient leurs dents ravagées par la carie.

Entre plusieurs exemples qui se sont présentés à notre pratique, nous ne citerons qu'un cas à peu près concluant. Nous soignons cinq frères de l'âge de 5 à 10 ans, tous d'une bonne constitution et d'une santé parfaite; trois de ces enfants ont fait un usage immodéré de substances saccharines. Ainsi, continuellement du sucre en nature, des dragées, des pralines, des confitures, des sirops, de l'eau, du vin sucré, tout enfin ce qui formait aliment devait être empreint de ce goût doucereux. Qu'en est-il résulté? c'est que ces trois enfants ont fini par ne plus présenter que deux rangs de dents noires, gâtées, couvertes de petites excavations remplies d'une matière glutineuse noirâtre, donnant un aspect repoussant à la bouche, et que nous avons été obligé de faire l'extraction de ces dents temporaires, avant l'époque de l'évolution des permanentes, pour éviter les douleurs affreuses auxquelles étaient assujétis ces petits gourmands.

Quant aux deux autres, qui ont une espèce d'antipathie pour ces friandises, et qui n'en usent que forcément, on peut dire qu'ils ont des dents de perles, symétriquement rangées comme les blanches pétales d'une paquerette. Nous croyons ce cas assez concluant pour faire comprendre qu'il ne faut attribuer qu'aux excès de ces friandises, le mauvais état de la denture de ces trois frères, et par suite, la perte de leurs dents.

Enfin, ceux qui aiment les sucreries et qui en usent fréquemment, ont rarement les dents belles, ou ne les ont que d'une médiocre bonté. C'est pourquoi il est nécessaire, après avoir mangé de pareilles substances, de se laver la bouche avec de l'eau tiède, pour dissoudre et enlever, par ces ablutions, ce qui pourrait être resté dans les gencives ou contre les dents. Mais que nos jeunes lecteurs se rassurent et qu'ils fassent attention qu'on ne proscrit que l'abus de tous ces poisons séduisants.

On doit encore regarder comme nuisibles, certains aliments composés de substances dangereuses par leur nature et pour les dents : aliments d'autant plus pernicieux, qu'on les sert dans des circonstances tout à fait contraires au bien-être des dents, comme le plumpudding, que l'on mange assaisonné de rhum brûlant, les macaronis au fromage, très-chauds, et qui laissent aussi séjourner entre les dents ou dans des caries invisibles, des débris délétères. Les salades vinaigrées, assaisonnées avec des vinaigres factices très-acidules, agissent spécialement sur ces organes. Nous devons citer aussi comme aliment nuisible aux dents, le fromage blanc, dont quelques personnes font un abus. Cet aliment est ordinairement acide lorsqu'on le mange, et par son état mou, il tend à s'insinuer dans les caries et les interstices des dents, où, venant à séjourner, il fermente, s'aigrit et occasionne ou accélère la carie ; il est donc urgent, chaque fois que l'on aura fini le repas, de se bien laver la bouche, pour en emporter toutes les parcelles alimentaires. Et enfin tous les aliments pris en excès sont nuisibles aux dents par la réaction de l'estomac sur la bouche ; car ces deux organes sont unis par une grande sympathie, et il est rare que l'un soit malade, sans que l'autre ne soit affecté d'altération dans ses fonctions. Aussi voit-on que des dents belles et saines, sont un signe de santé autant que de tempérance. Il est rare que des gastronomes effrénés n'aient pas les dents gâtées et l'haleine fétide, tandis que les gens sobres, qui ne surchargent pas leur estomac de trop d'aliments, conservent presque toujours de belles dents jusque dans leur vieillesse, dont le seul effet est d'en jaunir l'ivoire.

La plupart des hommes ne voient qu'un rapport éloigné entre les dents et l'estomac, dont les fonctions sont aggravées par le défaut d'une préparation suffisante, et qui, privé d'un secours que la nature lui avait destiné, languit et se déprave bientôt lui-même.

On n'imagine rien au-delà de la douleur locale, et il faut même que cette douleur ait acquis sa plus grande intensité pour qu'on se résolve , non pas à se faire guérir, parce qu'il n'est plus temps, mais à racheter le repos par le sacrifice de la dent gâtée. C'est dans la vue de prévenir les maux qui conduisent à cette dernière extrémité, que nous conseillons beaucoup aux gens du monde , de ne pas négliger ces petits conseils propres à la conservation des dents, et de faire visiter assez souvent leur bouche par les dentistes.

Nous ne devons pas terminer ce chapitre sans parler des accidents qui souvent surgissent par la trop brusque transition des aliments trop chauds avec des liquides glacés, et nous ne croyons pouvoir mieux en faire sentir les effets, qu'en citant un passage du judicieux Fauchard à ce sujet.

« Cela est nuisible, parce que, dit-il, la chaleur dilate les parties et raréfie les liquides qui coulent dans les vaisseaux, et parce qu'au contraire le froid contracte et resserre les parties, ralentit le cours des mêmes liquides, les fixe et les épaissit en quelque manière dans les tuyaux qui les contiennent. De là viennent la plupart des obstructions, suivies de suites fâcheuses qui détruisent les dents, et parce que cette diversité de liqueurs chaudes et froides, est capable d'arrêter et de fixer les humeurs, et même le suc nourricier, dans les dents, et que ces matières ainsi fixées, venant à fermenter une fois et à rompre le tissu de la dent, causent la carie qui les détruit absolument. »

L'on voit donc, par ce que nous a laissé le célèbre Fauchard, qu'il faut bien s'abstenir de ces causes pernicieuses.

On désire, on cherche, on aime à savourer les glaces et les sorbets; le palais en est agréablement affecté; si, cependant, ils viennent à toucher les organes à l'action desquels on ne doit pas les subordonner, bientôt ils prouvent, par une ingrate sensation, la vérité d'un aphorisme d'Hippocrate: *Frigidum inimicum ossibus dentibus* (1). Le froid est nuisible aux dents, a dit ce père de la médecine; oui, il les congèle, comme la chaleur les brûle; mais le passage de l'un à

______

(1) Sect. v., Aph. 18.

l'autre rend toujours ces agents plus dangereux.

On dit en proverbe que soupe chaude
gâte les dents ; mais le froid du vin n'y contribue pas peu.

Comme aussi, après l'action d'un air gla-
cial, le thé bouillant, le café brûlant, etc.,
rendent sensibles et jaunes les dents des ama-
teurs et finissent par les perdre ; de là vient,
comme le rapportent plusieurs observateurs,
cette douleur, et presque toutes les maladies
des dents auxquelles l'homme est sujet :
maladies que partagent souvent avec lui les
animaux qui vivent dans sa société, témoins
les chiens , et entr'autres celui dont parle
Phèdre : « Avec ses dents cariées, il n'avait
pas la force d'arrêter un sanglier. »

Nous ne croyons pas avoir besoin de nous
étendre davantage sur ce sujet et ces conseils que nos lecteurs doivent avoir bien
compris.

§ **II.** *Boissons nuisibles aux dents.*

Toutes les observations faites à la fin du paragraphe précédent, relatives à la température des aliments, peuvent s'appliquer en entier, à propos des boissons dont nous allons nous entretenir.

S'il est bon de savoir discerner les aliments nuisibles d'avec ceux qui ne le sont pas, il nous importe aussi de bien connaître l'action des liquides sur les dents.

Nous allons d'abord parler de l'eau, boisson la plus universellement en usage.

L'eau, substance naturelle, est composée de deux gaz : l'oxigène et l'hydrogène.

Pour qu'elle soit salubre, il faut que, dégagée de ses sels calcaires et de toute espèce d'immondices, elle contienne de l'air et de l'acide carbonique ; par ce motif, on emploiera de préférence pour breuvage et pour la propreté de la bouche, l'eau de rivière ou de fleuve, qui coule sur un lit de sable ou de matière insoluble.

Quand l'eau contient des sulfates, des carbonates, des nitrates de chaux, de potasse et de soude, ou des débris de matières végétales et animales en putréfaction, elle peut nuire aux dents en déposant sur elles une espèce de couche calcaire, comme on en voit des exemples dans certains pays, dont la plupart des habitants ont les dents gâtées par l'usage des eaux de puits, de marais, de citerne, etc.

Lorsque l'on est obligé de boire de ces eaux, il faut les purifier par la distillation, qui les dégage de tout corps hétérogène, puis les agiter à l'air libre.

Pline rapporte que les soldats de l'armée de Germanicus César, campée en Germanie, perdirent toutes leurs dents après avoir bu pendant deux ans de l'eau douce d'une fontaine. *Galien* a eu l'occasion d'observer la même chose à Suze, et, en 1712, l'histoire de l'Académie royale des Sciences faisait mention du même accident que l'on remarquait sur les habitants de Senlisse, près de Chevreuse. Cependant, pour quelques cas aussi extraordinaires, il ne faut pas croire qu'il y ait beaucoup d'eaux nuisibles à un si haut degré. Il est certain cependant, que dans les villes où il n'est pas possible de se procurer de l'eau de rivière, les habitants voient leurs mâchoires dégarnies avant leur quarantième année.

Il est encore digne de remarque, que le climat des lieux bas et humides, où l'on ne boit souvent que des eaux presque stagnantes, influe pour beaucoup à la destruction des organes de la mastication ; comme on en remarque des exemples dans certaines contrées de la France et autres nations. Le pays de Caux (Normandie), et Beauvoisis (Picardie), en France, et quelques contrées du Valais, dont la plupart des habitants ont les dents entièrement gâtées, en offrent de tristes preuves. Cette maladie endémique tient principalement à la mauvaise qualité des eaux dont on fait usage.

Pour se soustraire à cette pernicieuse influence, il faudrait changer de climat ; mais il arrive souvent que cette affection s'identifie tellement avec les habitants de ces contrées, que, malgré le changement des lieux, les dents finissent tôt ou tard par se carier. Cette maladie endémique à certaines contrées, devient même parfois héréditaire.

Les liquides contenant des acides végétaux ou minéraux sont aussi fort nuisibles.

Les limonades citriques, et principalement les limonades minérales, attaquent avec rapidité l'émail des dents ; aussi doit-on s'abstenir de les aciduler fortement, et doivent-elles être sucrées, afin d'adoucir ou de mitiger les acides corrosifs.

Il ne faut pas prendre en trop grande quantité les eaux minérales, simples ou gazeuses, quand une affection quelconque vous oblige d'en faire usage ; leur emploi journalier agace les dents, les rend douloureuses, et les couvre d'un enduit jaune ou noirâtre.

Enfin, il faut embrasser dans la même proscription tous les acides qui, ayant la propriété de ramollir le tissu des dents, doivent être employés avec réserve.

On doit encore éviter, pour conserver les

dents, l'abus des liqueurs fermentées, comme les vins, qui sont le produit du suc de raisin fermenté. Ils contiennent de l'eau, de l'alcool, un ou plusieurs acides, du tartrite acidulé de potasse, une matière extractive colorante et de l'arome. Plus les vins sont vieux, plus ils conviennent à la santé et à la propreté de la bouche, parce qu'ils ont perdu leur goût acerbe ou leur verdeur, et qu'ils se sont dépouillés de l'acide tartrique, ainsi que de leur matière colorante, qui pourrait s'attacher à la surface des dents.

Les autres liquides fermentés, tels que la bière, le cidre, le poiré, la piquette, l'hydromel, etc., etc., lorsqu'ils sont pris avec excès, nuisent à la propreté de la bouche par la quantité plus ou moins grande de limon qu'ils peuvent déposer entre les dents et les gencives, quand ils ne sont pas bien clarifiés.

Les boissons alcooliques, que l'on obtient par la distillation des liqueurs fermentées et des substances mucoso-sucrées, prises avec excès, sont susceptibles d'irriter et même

4

d'excorier la membrane muqueuse qui tapisse la bouche.

Nous ne prétendons pas conclure, par tout ce que nous venons d'avancer, qu'il soit absolument nécessaire de se priver entièrement des choses que nous avons indiquées être contraires aux dents. On doit seulement en régler l'usage, et n'en pas faire une habitude que l'expérience journalière fait voir être toujours préjudiciable.

§ III. *Circumfusa, ou influence des vêtements et des vicissitudes atmosphériques.*

On entend par *circumfusa,* une division de l'hygiène dans laquelle on traite de tous les corps qui nous environnent, et au milieu desquels nous sommes à peu près plongés. Si la plupart des gens du monde écoutent peu nos conseils, quand il s'agit du choix des aliments, ils se montrent bien plus indociles encore quand il est question des vêtements, surtout les dames, qui, dans les rigueurs de l'hiver, ne craignent pas de se décoleter et de se parer des étoffes les plus légères. Quoi qu'il advienne, nous n'en devons pas moins étudier ce point important, qui concerne les précautions à prendre pour se soustraire aux funestes conséquences des brusques changements de température.

L'air pur, c'est-à-dire formé d'oxigène et d'azote, d'après les proportions données par la nature, ne nuit à la santé que lorsqu'il est vicié par des gaz ou des miasmes délétères qui se dégagent des corps avec lesquels ils étaient combinés; il est alors nécessaire de connaître dans quelles circonstances les dents peuvent être impressionnées par le contact de ces gaz, lorsqu'ils sont en suspension dans l'air vital.

Les fluides élastiques et autres corps qui se mêlent à l'air et en altèrent la pureté, sont : le gaz acide carbonique, le gaz hydrogène carboné, phosphoré et sulfuré, les émanations arsénicales, saturnines ou de plomb, etc., enfin les miasmes, qui sont des corpuscules qui se détachent des matières végétales et animales en putréfaction.

Le danger de ces gaz, quand ils se répandent dans l'atmosphère, est trop connu pour que nous donnions ici le conseil de s'en garantir ; un instinct naturel nous porte à les éviter lorsque leur dégagement est assez lent pour nous laisser le temps de la réflexion ; autrement l'on serait asphixié. Les émanations arsenicales, mercurielles, saturnines, sont très-nuisibles aux dents : aussi, remarque-t-on que chez la plupart des ouvriers qui, par leurs travaux, se trouvent journellement exposés à l'action immédiate de ces émanations, les dents se noircissent, vacillent parfois dans leurs alvéoles, se déchaussent et sont sujettes à tomber. Lorsque les causes sont aussi générales que celles que nous venons d'énumérer, il est difficile de se soustraire à ces tristes résultats ; cependant, des lotions lactées journellement, et des gargarismes de quinquina par intervalles, peuvent retarder et affaiblir ces accidents.

La température de l'air étant susceptible de variation, ce fluide élastique peut nuire aux organes de la dentition, en déterminant des douleurs odontalgiques, surtout chez les personnes sujettes aux maux de dents. Cet accident a ordinairement lieu lorsque, quittant un endroit très-chaud, on s'expose à un air vif et frais. Aussi, quand on est obligé de sortir par un froid rigoureux, doit-on placer un mouchoir devant sa figure, afin que l'air n'arrive pas directement dans la bouche et puisse se réchauffer en traversant les fosses nasales.

Lorsqu'au froid se joint l'humidité, l'air devient la source d'un grand nombre de maladies, parmi lesquelles se trouve le scorbut, affection qui porte particulièrement ses ravages sur les dents et les gencives.

Nous devons faire observer à la plupart des personnes affectées de névralgies et de douleurs rhumatismales dentaires, qu'elles s'exposent très-souvent aux intempéries de l'air, trop légèrement vêtues, parfois la tête découverte, et que sous le prétexte spécieux de *prendre le frais*, elles se soumettent aux causes occasionnelles de ces maladies, sans s'apercevoir qu'elles ne font qu'entretenir un état dont elles se plaignent journellement.

Après les poumons, ce sont les dents qui sont les plus exposées à pâtir des nombreuses imprudences que l'on commet journellement à cet égard, et cela de deux manières différentes ; tantôt directement, tantôt indirectement. Directement, par la vive stimulation que le froid fait éprouver aux vaisseaux sanguins et aux nerfs que contient la membrane renfermée dans le canal dentaire. Indirectement, par la suppression brusque de la transpiration de quelque partie du corps : transpiration qui se porte sur la muqueuse de la bouche, et de là sur les dents elles-mêmes, lesquelles s'enflamment et provoquent ces gonflements des parois buccales, vulgairement nommés fluxions.

Les femmes surtout, doivent à leur organisation nerveuse et délicate le triste privilége d'être plus sensibles aux moindres variations dans la température. Dès qu'il s'y opère un changement, les dames surtout doivent avoir soin de se couvrir convenablement.

C'est surtout quand elles sortent d'une de

ces grandes soirées, où l'enivrement des plai-
sirs, et une chaleur étouffante portent chez
elles l'excitation à son comble, qu'elles doivent agir avec une prudence que le retentis-
sement de la fête leur fait oublier souvent,
au grand préjudice de leur santé.

Autrefois, un usage trop fréquent des éven-
tails, en arrêtant à chaque instant la transpiration, développait de la façon la plus
active les maladies qui hâtent la destruction
des ostéides qui nous occupent.

Il n'est pas indifférent pour les dents, de
soumettre la tête aux caprices de la mode,
et l'on ne doit point s'imaginer que l'on puisse
toujours, sans inconvénient, adopter la coif-
fure dite *à la mal content*. Les cheveux sont
un organe transpiratoire dont la surface, étendue à l'infini, exhale un liquide onctueux qui
se mêle avec celui qui s'échappe des pores
du cuir chevelu. Il y a entre les dents et les
cheveux une réciprocité telle que l'une de
ces parties ne peut manquer d'être utile à
l'autre.

Et voici comment cela s'explique : L'exhalation onctueuse qui unit la masse des cheveux, en fait une sorte d'opercule isolant, qui préserve le cerveau de l'impression fâcheuse des vicissitudes de l'atmosphère ; on conçoit sans peine, qu'en les coupant trop près, on détruit un organe utile, non-seulement comme protecteur, mais encore comme émonctoire nécessaire ; il ne faut pas alors s'étonner des céphalalgies, des faiblesses de vue, des engorgements de glandes, et surtout de la carie dentaire, enfin des accidents qui viennent tourmenter les personnes qui se dépouillent inconsidérément du luxe de leur chevelure. Et si ces accidents ne surviennent pas chez le Musulman qui fait même raser sa tête en entier, ou chez les habitants des pays très-chauds, c'est parce que les fonctions de toute la peau du corps étant également très-actives, l'économie possède pour voie d'exhalation, non-seulement la peau du crâne, mais encore la peau de tout le corps. La coupe des cheveux, dans un pays tempéré et chez un individu en pleine santé, mais qui pendant très-longtemps les a portés longs, peut aussi occasionner des maux de dents, des maux de gorge, des migraines, etc. (1) Que si on ne veut les porter tels qu'on les reçoit de la nature, et qu'on les trouve trop longs, qu'au moins, pour la conservation des dents, on ne retranche de la chevelure, que ce qui est nécessaire pour qu'elle ne soit point incommode. Égale en longueur, par exemple, à celle des acteurs chargés, sur nos théâtres, d'un rôle grec ou romain, la chevelure aurait l'avantage de mettre à l'abri des odontalgies et des maux de gorge si fréquents, qui résultent des vicissitudes atmosphériques de nos climats, et n'exigerait pas plus de soins que la mode adoptée par certains jeunes gens. C'est chez les femmes surtout, qu'il est aussi nuisible à la santé, que contraire à la beauté, de porter des cheveux coupés d'après le modèle offert par les Brutus, les Titus et les Caracalla. Le luxe de la chevelure est un des

______

(1) On a pu remarquer ces accidents, à l'époque où l'armée supprima sa longue chevelure, pour adopter la mode à la *Titus*.

beaux ornements de la femme, et de belles tresses relevées avec art, ou des boucles ondoyantes flottant au gré du vent, seront aussi toujours, pour la tête de la femme, ce que sont pour nos parterres la verdure et les fleurs.

L'homme qui porterait la barbe implantée sur les joues, très-longue ou tout à fait rasée, et qui, par là, priverait la gorge et les dents de l'abri formé par un corps mauvais conducteur du calorique, courrait le risque de perdre de bonne heure ses dents, et serait exposé à de fréquents maux de gorge. Il serait très-nuisible de raser, principalement dans l'hiver, d'épais favoris qu'on a laissé croître dans l'été. La suppression, même à cette époque, de la laine portée sur la peau, lorsqu'on y est habitué depuis longtemps, produit l'effet d'une vicissitude du chaud au froid et peut occasionner, outre les accidents généraux que tout le monde connaît, des névralgies dentaires, qui persistent ordinairement tant que le corps est privé de cette excitation révulsive.

Un abus contre lequel la voix des dentistes

ne saurait s'élever avec trop d'énergie, c'est la détestable habitude que l'on prend dans quelques pensionnats, de mettre la tête des enfants sous le robinet d'une fontaine. C'est, il est vrai, un moyen très-expéditif de leur laver les cheveux, y compris le cuir chevelu, mais à combien d'accidents cela ne les expose-t-il pas! Combien de jeunes enfants qui ne sont pas contraints, pour d'autres causes, de recourir prématurément à la fatale clef de Garengeot, plus connue vulgairement sous le pseudonyme de *Baume d'acier!*

Voilà tout ce que nous avions à dire sur les vêtements et les vicissitudes atmosphériques. Maintenant passons en revue tout ce qui, indépendamment de l'alimentation, peut nuire aux dents.

§ IV. *Choses diverses nuisibles aux dents.*

Parmi les choses qui sont le plus préjudiciables à ces organes, il faut ranger en première ligne, l'habitude si mauvaise de les faire servir à une foule d'usages auxquels ils ne sont nullement destinés.

Les personnes qui, avec leurs dents, cassent des noyaux, rompent le fil, tirent le bouchon d'une bouteille et même des clous; qui soulèvent une table ou quelque pesant fardeau, qui enfin, font de leurs mâchoires, un tire-bouchon ou un étau, ces personnes, disons-nous, s'exposent à la perte prématurée d'un organe, aussi précieux qu'indispensable aux fonctions de la nutrition.

Les mouvements de la mâchoire inférieure sur la supérieure sont : l'élévation, l'abaissement, les mouvements en avant, en arrière et latéraux. Lorsque les mâchoires sont rapprochées subitement, les dents s'appuient les unes sur les autres, la mâchoire inférieure se portant en arrière, d'où il résulte, par le frottement des dents, une sensation désagréable que l'on appelle grincement.

Le *trismus*, ou contraction spasmodique des mâchoires dans le tétanos, est ordinairement accompagné d'un craquement de dents, suite de leur pression, qui fait éprouver un sentiment pénible à ceux qui environnent le malade.

Certaines personnes s'amusent parfois à déterminer un craquement semblable ; mais il est toujours nuisible, parce que la couronne des dents peut se briser en partie, et qu'il donne lieu à une usure proportionnée à la violence du frottement.

La force prodigieuse des mâchoires, lorsque les muscles élévateurs de l'inférieure se contractent, nous procure les moyens de briser avec les dents des corps d'une grande résistance ; et nous les plaçons instinctivement entre les grosses molaires, parce que ces dents étant situées près du point d'appui, leur force est augmentée par le raccourcissement du bras du levier du troisième genre ; les molaires sont en outre, par leur conformation ou leur volume, plus capables de supporter les efforts de pression que les autres dents. Si l'on plaçait un corps solide entre les incisives, leur éloignement du point d'appui et leur peu d'épaisseur concourraient à les fracturer ; c'est pourquoi il faut éviter de chercher à vaincre avec elles la moindre résistance.

Certains jongleurs, pour prouver la force de leurs mâchoires, portent entre leurs dents des fardeaux considérables; mais ce genre d'exercice est d'autant plus dangereux, qu'il peut occasionner des accidents graves, tels que la fracture et la luxation des dents, qui sont entraînées en avant par l'énorme pesanteur des poids, ainsi que la pression des nerfs dentaires, par le refoulement de ces organes dans leurs alvéoles.

Cet avis concerne assez spécialement MM. les élèves de colléges et pensionnats, qui se font un jeu de tous ces petits tours de force, et qui cassent sous les dents, des noyaux de cerise, même d'abricot, pour en manger ensuite l'amande; qu'ils sachent que ce n'est qu'au détriment de leur râtelier, qu'ils satis-font ainsi leur gourmandise imprudente, et qu'il n'est rien de plus affligeant, que de voir de jeunes enfants dont la bouche est aussi édentée que celle des vieillards.

Lorsqu'on veut introduire des corps trop

volumineux dans la bouche , la mâchoire inférieure peut se luxer par son trop grand
abaissement.

Nous ferons remarquer, en passant, que
plus les corps sont volumineux , moins ils
sont susceptibles d'être divisés , parce qu'ils
mettent obstacle au rapprochement des mâchoires et conséquemment à la force motrice
des muscles, en arrêtant leur contraction.

De nos jours, les femmes du monde n'emploient guère plus à leur toilette les fards ,
les eaux spiritueuses composées, et une foule
de cosmétiques contenant des substances minérales , qui sont de véritables poisons. Pour
leur ôter la fantaisie d'y revenir, il est bon
de leur apprendre que les eaux de Ni-
non, des Sultanes, à la Duchesse, à la Ma-
réchale', contiennent des sels d'argent, de
plomb, de mercure; que le rouge , les fards ,
sont composés quelquefois , de sulfure de
mercure et de craie de Briançon , et que
l'usage de ces cosmétiques peut devenir dangereux par l'absorption des matières véné-
neuses; que ceux qui contiennent du mer-

cure peuvent ébranler et même faire tomber les dents, comme si l'on eût été soumis à un traitement mercuriel.

Les unes de ces substances agissent directement sur les dents de la façon la plus délétère, les autres, à la manière des astringents, en forçant le sang d'une partie, à refluer sur les organes voisins. Parfois il arrive qu'en mangeant, des parcelles alimentaires s'interposent entre les dents; et comme leur séjour pourrait rendre l'haleine fétide, on aura soin de les ôter avec un cure-dent flexible et élastique, c'est-à-dire avec un corps moins dur que le tissu dentaire, tel que la corne, la baleine, l'écaille, la plume, etc.

Mais, une mauvaise habitude qu'ont plusieurs personnes, c'est de se servir de cure-dents de métal, ou même du premier objet venu, comme les épingles, la pointe d'un couteau, etc. Il est patent que l'usage journalier de ces instruments (hochets pour quelques personnes), finissent par irriter les dents et les gencives; que les épingles peuvent déposer des sels de cuivre, et qu'enfin il peut survenir des caries aux dents soumises à ces influences.

Suivant *Pétrone*, écrivain de l'antiquité, les petits-maîtres employaient à l'entretien de leur râtelier des cure-dents d'argent, qu'ils échangèrent plus tard pour ceux de bois de lentisque.

Celui dont la santé est débile a besoin, plus que tout autre, de veiller à la conservation de ses dents. Combien de fois n'a-t-on pas vu des jeunes gens qui, avec les apparences d'une bonne santé, pour avoir fait disparaître de leur visage des boutons, de petites dartres farineuses, n'en ont senti les inconvénients, que lorsque la carie s'est montrée avec ses funestes influences !

« De la pipe, Fauchard condamne aussi l'usage (1).
Le tabac qui s'exhale en un épais nuage,
S'attache sur l'émail, le ronge et le noircit.
Laissez chez les marins cet usage en crédit;
Il répugne à nos mœurs, à nos goûts. La fumée

---

(1) Marm.

Que vomit à longs flots une pipe enflammée,
En réchauffant la bouche, ainsi que le menton,
Plaît sans doute en hiver, dans cette âpre saison,
Où régnent les autans, et le givre et la grêle;
Mais l'action du froid n'en est que plus cruelle
Alors que vous sortez, s'il vient à vous saisir :
De là, les maux affreux dont on vous voit gémir.
Et, comprenez-le bien, fuyez les paroxismes
Ou du froid ou du chaud : c'est un des aphorismes
Tracés depuis longtemps par l'oracle de Cos,
Qui même, après sa mort, est l'effroi d'Atropos. »

La fumée de la pipe, en effet, peut causer les mêmes accidents dont nous avons parlé à l'article des aliments trop chauds, surtout lorsqu'on s'expose au grand air après avoir fumé, car l'air froid qui pénètre dans la bouche contraste avec la chaleur générale qu'y a déterminé la présence d'une fumée plus ou moins brûlante. Il s'ensuit des inflammations de la pulpe dentaire, capables d'entraîner la carie de ceux d'entre ces organes qui, par leur structure ou leur position, ont déjà une tendance à cette maladie.

Une pipe entre les dents les agace d'abord ; ensuite l'usage journalier les use, et

y forme, entre l'incisive latérale et la ca-
nine, un vide que l'art semble avoir fait
pour le tuyau de la pipe.

Que la plus grande partie de la fumée
soit rejetée, il n'y en a que trop de con-
sumée par l'absorption, et il n'en reste
que trop sur les dents, où elle se montre
sous la forme d'un tartre fuligineux et carbonique.

La quantité de salive que la pipe fait rendre ne permet pas de douter que la fumée,
en dégageant l'huile empyreumatique et un
acide très-âcre, n'irrite les glandes salivaires
et toute la membrane de la bouche (1) ; les
gencives n'en sont pas moins atteintes : de là
cette légère tuméfaction qu'on y remarque
chez les fumeurs et chez ceux qui mâchent
du tabac. Cependant cette plante est connue
comme un antiscorbutique, et l'usage, pour
cette raison, en est très-avantageux aux gens
de mer.

---

(1) Ce qui occasionne aussi des douleurs et des
fluxions dentaires très-incommodes.

Mais ce qui est le plus nuisible , c'est la transition brusque au froid , lorsque l'on vient de fumer dans une pipe très-courte, ou avec des cigares , dont la fumée est encore brûlante lorsqu'elle frappe les dents.

L'habitude de mâcher du tabac, n'agit sur les dents qu'en les jaunissant un peu ; mais faisons connaître ici d'autres suites fâcheuses, c'est que l'habitude de chiquer ou de fumer, en excitant continuellement les glandes salivaires, rend, indépendamment des pertes inutiles de salive qu'elle occasionne hors le temps de la mastication, ces glandes moins impressionnables, moins sensibles à l'action stimulante des aliments, qui pourtant, comme on le sait, ont besoin d'être imprégnés de salive pour être bien digérés.

Les Turcs et les autres Orientaux sont avides de ce plaisir, mais ils n'en ressentent pas d'aussi mauvaises influences, car ils se servent de pipes d'une extrême longueur, (deux à trois mètres), qu'un esclave leur porte ordinairement avec un sachet rempli de feuilles desséchées de tabac (1), lorsqu'ils vont à la promenade. Cet exercice silencieux convient beaucoup à la gravité des Turcs, qui, accroupis sur un sopha, passent des heures entières à envoyer dans l'air d'épais tourbillons de fumée ondoyante.

L'usage de fumer s'est généralement répandu en France, depuis la révolution ; car, au règne de Louis XV, il n'y avait guère que quelques soldats et les matelots qui fumassent, encore était-ce seulement dans les tavernes, à bord des vaisseaux ou dans les casernes ; les habitudes militaires se sont introduites des armées et des camps jusque dans les cités, et cet usage est passé à la mode aujourd'hui. A notre avis, l'homme qui se crée le besoin de fumer, ne se prépare pas une vive jouissance dans la satisfaction de ce besoin, et il s'expose à une grande privation s'il ne peut le satisfaire.

De tout ce que nous venons de dire, ce

---

(1) Le tabac turc est bien moins âcre que celui de France, et la fumée en est moins corrosive.

n'est pas que nous voulions par là , détruire l'usage que l'on a de fumer du tabac : nous ne pouvons avoir cette prétention , quoique nous trouvions cet usage fort désagréable ; notre dessein est seulement de faire remarquer qu'il ne faut pas , immédiatement après avoir fumé , exposer l'intérieur de sa bouche , aux impressions d'un trop grand froid.

Comme on se noircit les dents en fumant , on doit en avoir un soin particulier et les tenir nettes , en les lavant et les brossant souvent.

§ v. *Propreté de la bouche.*

Un des moyens les plus simples et les plus efficaces pour la conservation des dents , ce sont , sans contredit , certaines précautions locales , qui consistent dans ce qu'on nomme communément , les soins de propreté de la bouche.

Ce point de l'hygiène dentaire étant imprudemment négligé par les uns , et fort mal compris par les autres , nous croyons utile

de n'omettre aucun des détails qui le con-
cernent, même les plus minutieux.

L'entretien de la bouche et des dents, a pour
but de conserver la blancheur de ces ostéïdes, de prévenir la carie, et l'amas du phosphate de chaux (1), vulgairement appelé tartre, et d'empêcher l'haleine d'être fétide.

En général, les dents de première dentition n'ont besoin d'aucun soin de propreté,
à moins qu'elles ne soient affectées de carie;
et, dans ce cas, on doit les brosser souvent, pour prévenir les progrès de cette affection.

Ce n'est guère qu'à l'âge de sept à huit ans,
qu'on doit faire prendre aux enfants, l'habitude de frotter leurs dents deux ou trois fois
par semaine, avec une brosse très-douce imbibée d'eau; à cet âge-là, ces simples moyens
suffisent pour entretenir la bouche dans un
assez grand état de propreté.

Vers l'âge de quinze à vingt ans, rien ne
s'oppose à ce qu'on emploie, suivant le be-

____

(1) Odontolithe.

soin de la bouche, des poudres ou des liqueurs dentifrices.

Au sortir du lit, la première chose à faire,
c'est de se laver la bouche avec de l'eau fraîche à une température de huit à dix degrés;
et en voici la raison : c'est que si on se sert
de suite d'une brosse ou de tout autre corps,
on étale, pour ainsi dire, sur les dents et sur
les gencives, les mucosités dont la bouche
s'est enduite pendant la nuit, ce qui n'est
pas le but qu'on se propose. L'eau pure suffit
ordinairement à cet effet, mais les personnes
dont l'haleine serait forte, ou qui auraient
les gencives blafardes et molles, feraient
bien d'y ajouter une liqueur ou un élixir
dentifrice dont nous parlerons dans le pro-
chain chapitre.

Ensuite, il est bien de faire usage d'une
poudre détersive (1), dont on frotte, dans
tous les sens, les dents ainsi que les gencives,
avec une brosse (2), à laquelle il faut avoir
soin de faire faire des demi-mouvements de

---

(1) Voir le § VI, chap. III. — (2) *Idem.*

rotation, de bas en haut pour les inférieures, et de haut en bas pour les supérieures, afin d'enlever le limon qui se trouve dans les parties latérales et les interstices des dents; quant à la face postérieure, on doit la brosser aussi avec des brosses spéciales, dites d'*intérieur*, afin d'enlever également le tartre qui s'y amasse avec une facilité étonnante.

Il faut prendre l'attention de porter la brosse jusque sur les dernières molaires, et ne pas se borner, comme on le fait souvent, à la passer sur les dents de devant; cette précaution ne doit pas être négligée, surtout dans certaines affections des voies gastriques, pendant lesquelles le mucus est quelquefois très-abondant, ou lorsque la pusillanimité empêche ceux qui ont des dents cariées, de les faire soigner ou en laisser pratiquer l'extraction; car, voici ce qui arrive alors : comme la mastication leur donne d'horribles élancements quand les aliments compriment la dent malade, ils s'habituent à ne manger que d'un seul côté, et les dents inactives, s'encroûtent de plusieurs couches de tartre, couches tellement épaisses quelquefois, qu'elles recouvrent toute leur couronne.

La présence du tartre irrite les gencives ; à mesure qu'il s'accroît, il refoule ces organes, détermine le déchaussement du collet des dents, et en s'accumulant de plus en plus à la base de celles-ci, les tire peu à peu de leurs alvéoles. De là, résulte l'aspect sale et hideux de la bouche, une odeur désagréable et quelquefois fétide de cette cavité, l'ulcération des joues ou de la langue, et enfin l'ébranlement et la chute des dents.

Au reste, la plus ou moins grande quantité de tartre qui s'amasse sur ces ostéïdes, dépend souvent du tempérament, de l'état de santé des individus, ou d'une idiosyncrasie particulière de la bouche.

Il est des personnes chez lesquelles il s'accumule avec une telle abondance, que leurs dents encroûtées jusqu'au sommet de la couronne, semblent n'être plus formées que d'une seule pièce.

Après la carie, le tartre est une des causes qui contribuent le plus à la perte des dents.

Lorsque ces dernières sont chancelantes, par l'agglomération du tartre à leur collet, il faut se hâter de l'en faire détacher avec soin par un dentiste ; si cette production anormale n'a pas détruit les gencives, et qu'elles soient encore saines, celles-ci, en se resserrant sur les dents, les rendront plus solides dans leurs alvéoles ; dès que le tartre est détaché des racines, il permet de nouveau aux gencives d'adhérer sur les dents et de les raffermir.

Quelques personnes se bornent à frotter leurs gencives et leurs dents avec un linge, sans se gargariser la bouche ; ce moyen, loin d'être favorable à la propreté des dents et à leur conservation, leur est très-nuisible, parce que la pression exercée sur ces organes, avec le linge, ne peut servir qu'à amasser ou à durcir le tartre, dans les endroits où il est très-enclin à s'accumuler, c'est-à-dire entre les intervalles des dents et à leur collet.

A tout âge on doit soigner les dents, et l'expérience prouve que leur nettoiement journalier est le meilleur préservatif.

Souvent il arrive qu'en mangeant, des particules alimentaires s'interposent entre les dents ; et comme leur séjour pourrait rendre l'haleine fétide , on aura soin de les ôter avec un cure-dent flexible , comme nous l'avons déjà recommandé.

Il est encore une très-bonne habitude pour entretenir la propreté des organes de la mastication, c'est celle de se laver la bouche avec de l'eau tiède , après chaque repas, mais non pas à table, car nous trouvons cette coutume très-peu convenable; et à notre avis , c'est un couronnement très–désagréable au dessert.

Nous allons maintenant entrer dans quelques détails à l'égard des instruments, poudres dentifrices, liqueurs et élixirs dont on se sert journellement pour nettoyer la denture.

§ VI. *De la cosmétique ou des applicata.*

—

Instruments et substances dont on se sert pour entretenir la propreté des dents.

———

1° *Des brosses.*

Elles sont d'un usage général, et les crins qui les composent peuvent être considérés comme autant de petits cure-dents destinés à enlever le limon qui vient se déposer sur les dents ; elles servent à maintenir la bouche dans le plus grand état de propreté et à préserver les dents et les gencives, des maladies qui pourraient les atteindre.

Il y en a de plusieurs espèces, sous le rapport de la dureté : celles en poil de blaireau, de chèvre ou de jeune porc, sont les préférables ; elles doivent avoir les pincées un peu écartées et être effilées par leur extrémité, de manière à pénétrer aisément et sans blesser les joues, jusqu'aux dernières molaires.

Nous n'avons pas besoin ici , de rappeler la recommandation que nous avons faite au sujet du mouvement de rotation à imprimer à cet instrument.

Il faut aussi avoir des brosses d'intérieur pour nettoyer la face interne des dents ; et s'il se trouve dans la bouche une dent cariée qui ne soit pas obturée, on doit nettoyer la carie avec une *brosse en pinceau,* dite, *à chicot.*

2° *Des éponges.*

Quelques personnes vantent fort les avantages de ce moyen ; mais, outre que les éponges ont l'inconvénient de produire, en passant sur les dents, une sensation fort désagréable, surtout pour les personnes qui, à la suite de quelqu'accident ou de quelque opération, ont les dents privées d'une partie de leur émail ; étant fixées sur un corps résistant, elle ne frottent que sur le milieu des dents et n'agissent en aucune façon sur les points par lesquels ces dernières se touchent, et qu'il est cependant bien nécessaire de nettoyer. Elles peuvent, à la vérité, être employées libres, mais alors on ne peut s'en servir que pour les dents antérieures.

3° *Des différentes racines.*

Ce sont des racines de réglisse, de guimauve ou de luzerne, bouillies dans des eaux miellées et aromatisées.

Elles sont trop douces, difficiles à conserver, car elles sont toujours trop sèches et cassantes, ou trop molles et filandreuses.

Nous rangeons dans la même catégorie, les bâtons de corail, nuisibles aux dents et aux gencives par leur trop grande dureté.

4° *Des cure-dents.*

Nous croyons ne plus rien avoir à observer après ce que nous avons dit dans les paragraphes précédents. Cependant nous ne saurions trop nous prononcer, contre la mauvaise habitude de ces personnes, qui, après leurs repas, tout en causant, tourmentent leurs dents et leurs gencives pendant des heures entières, et trop souvent avec des cure-dents métalliques. Nous condamnons ces derniers sans exception, et à plus forte raison, la pointe d'un couteau, dont nous avons vu quelques vieillards se servir comme d'un levier qui achevait d'ébranler leurs dents, et qui, sans y songer, en précipitaient ainsi la chute.

5° *Dentifrices en général.*

L'eau seule, n'ayant pas la propriété de rendre aux dents ce brillant que le tartre leur enlève, l'industrie a cherché à y suppléer, et la science s'est occupée à perfectionner les moyens de satisfaire l'amour-propre de quiconque veut avoir de belles dents. De là un grand nombre de recettes, qui sont loin d'avoir toutes la même innocuité. C'est surtout dans les petites villes, où certains charlatans débitent *des substances qui blanchissent les dents rien qu'en les touchant,* que les personnes sont le plus exposées aux effets pernicieux des opiats ou poudres dentifrices débités par ces imposteurs. Il est plus d'une personne, dont le râtelier a été réduit à un état incurable, pour avoir fait un trop long usage de ces baumes pernicieux.

Les dentifrices acides sont seuls capables de donner promptement une blancheur éclatante aux dents ; mais on ne saurait être trop circonspect dans leur emploi, puisqu'ils déterminent sur ces organes, le même effet que quelques gouttes d'acide affaibli produiraient sur du marbre poli. Le phosphate calcaire composant l'émail se dissout, ce qui le rend rugueux, et les dents alors conservent plus aisément qu'auparavant, l'espèce de limon qui tend continuellement à s'y former. Les dents elles-mêmes, prennent une teinte jaunâtre indélébile, si l'on continue pendant longtemps de faire usage de semblables dentifrices ; les acides qui en sont la base sont-ils trop concentrés, ils ne tardent pas à mettre à nu la substance gélatineuse des dents, qui, alors, deviennent sensibles aux moindres impressions, et finissent, à la longue, par se carier.

Aussi nous croyons devoir passer en revue les différentes substances employées et prônées à cet effet, et mettre à l'index celles qui sont pernicieuses.

7

A. *Liqueurs et élixirs.*

En thèse générale, les acides purs ou éten-
dus doivent être proscrits du catalogue des
dentifrices ; aussi devra-t-on rejeter, en première ligne, tous les élixirs, liqueurs, eaux,
etc., vantés comme blanchissant les dents,
car ces liquides ne peuvent agir sur les organes de la dentition qu'au moyen des acides,
contenus dans ces mêmes liquides, en forte
proportion, et au détriment d'une couche
d'émail qu'ils enlèvent à chaque fois ; lorsque
ces liqueurs sont appliquées fréquemment et
pendant quelque temps sur les dents, elles
les corrodent et les rendent comme vermou-
lues et criblées de quantité de petites excavations. Si ces liqueurs produisent un effet
si violent sur l'émail des dents, on peut juger
à plus forte raison combien les gencives en
doivent souffrir lorsqu'elles en sont tou-
chées. C'est néanmoins dans l'usage de tels
remèdes que consiste tout le secret des aven-
turiers et charlatans. Proscrivons alors, le suc
d'oseille, le jus de citron et le vinaigre, dont

quelques personnes font usage journellement, car toujours on peut être sûr d'en retirer de mauvais effets. Relativement aux élixirs et esprits à base d'huiles essentielles, vu la petite quantité que l'on en met dans un verre d'eau, nous n'y trouvons pas d'inconvénient; de ce nombre sont: l'eau de Botot, l'eau de Mme de la Vrillière, l'essence de Mayer, etc. Quant à nous, persuadé que les élixirs livrés au commerce et vendus par les parfumeurs, ne sont, pour la plupart, que des liqueurs aromatiques qui servent à masquer la fétidité de l'haleine, et éclairé par quelques recherches sur ce sujet, nous avons été conduit à faire entrer dans la composition de notre esprit balsamique, des substances médicamenteuses propres à tonifier les gencives et à guérir les plus légères affections de la bouche (1).

Ce n'est nullement une préparation secrète que nous voulions prôner, nous sommes persuadé que tout dentiste éclairé et consciencieux a, en sa possession, de pareils médicaments.

---

(1) Cet esprit s'emploie comme tous les autres, en en mettant quelques gouttes dans un verre d'eau.

Nous devons écrire aussi les funestes con-séquences que l'on voit suivre l'application inconsidérée de certaines liqueurs anti-odon-talgiques, toutes corrosives, et que certaines personnes emploient sans précautions. Si ces liquides se répandent dans la bouche, ils enflamment et détruisent la membrane mu-queuse buccale, et leur séjour souvent répété dans la cavité ou à la surface de la dent, peut, sans faire cesser ces douleurs odontalgiques dont le malade est atteint, corroder la subs-tance dentaire d'une assez forte manière, pour rendre l'émail et l'ivoire si friables, que l'ex-traction en devient souvent impossible. Aussi ne devrait-on pas être toujours étonné, qu'une dent se casse, lorsqu'on y opère une traction assez forte pour en faire l'évulsion.

La Créosote,

L'eau d'Oméara,

Le spécifique Warton,

La solution de Chapman,

L'acide nitrique et sulfurique, etc., etc., appartiennent à cette classe.

B. *Opiats et mixtures.*

Nous dirons, en peu de mots, qu'indépendamment du goût sucré ou mielleux de ces mixtures, goût qui est loin de convenir à tout le monde, les acides y entrent toujours en forte proportion.

C. *Poudres.*

D'un usage beaucoup plus général que les autres dentifrices, beaucoup de poudres renferment des substances qui, mises à nu sur l'émail et les gencives, y exercent leur action avant même qu'on en ait distingué la saveur ; les unes ne blanchissent l'émail qu'après en avoir altéré le poli ; les autres, comme le tan et l'alun, agissent sur l'émail en lui laissant une teinte jaunâtre.

Parmi les poudres, il en est qui sont inertes : le charbon, l'iris, la suie, le quinquina, le sel marin ; les autres, nuisibles aux dents (les acides) ; d'autres qui sont de très-bons moyens pour entretenir la propreté de la bouche.

Du charbon. Le charbon, particulièrement celui que l'on retire de quelques bois tendres, tient le premier rang parmi les poudres de la première série : et quoique cette substance, bien porphyrisée, soit une poudre dentifrice populaire, on devrait entièrement l'abandonner ; le charbon pur n'altère pas l'émail des dents, mais, comme lorsqu'on en fait usage il en reste toujours entre le collet et les gencives, il fait paraître celles-ci comme noirâtres et gangreneuses ; et on ne peut l'en retirer que par des lavages fréquents. Si maintenant l'on y ajoute, comme l'on fait quelquefois, des acides concentrés, il rentre dans la deuxième série, tout en conservant les désagréments précités. On doit en dire autant de la croûte de pain brûlée, et de toutes les autres substances qui, réduites en charbon, ne diffèrent pas matériellement les unes des autres.

De la suie. L'usage a prévalu pendant longtemps de se servir de suie comme dentifrice, parce qu'on avait cru remarquer que les dents des ramoneurs étaient toujours blanches, ce qui est une erreur. Les dents de ces individus ne paraissent telles que par le contraste de la couleur de leur peau ; contraste plus beau et plus frappant encore chez les Nègres du Cap, qui ont le teint noir au suprême degré.

D'ailleurs, comme les précédentes et la cendre de cigares, la suie est d'un emploi très-sale et peut être remplacée par toute autre poudre amère.

Du quinquina. Réduit en poudre impalpable, le quinquina, comme toutes les autres poudres végétales, ne peut en aucune manière rayer l'émail des dents. Mais sa saveur amère et sa couleur d'une part, et son principe tannant qui, à la longue, finit par jaunir l'émail, ne doivent pas engager à en faire usage. La poudre de quinquina convient très-bien néanmoins, pour raffermir les gencives quand elles sont molles. Ce que nous disons du quinquina peut également s'appliquer au tabac.

Muriate de soude. Nous ne connaissons au sel marin que l'action de déterminer une plus grande sécrétion de salive, ce qui est indifférent au but qu'on se propose.

De l'alun. Cette substance, que nous plaçons, avec la crême de tartre et l'acide oxalique, dans la deuxième série de poudres, est un détersif beaucoup trop fort, dont on ne doit faire usage qu'en le mêlant avec une substance capable d'en enlever l'acidité et d'en neutraliser ses funestes effets. Nous ne donnerons pas ici la recette de plusieurs poudres de la troisième série, dont on peut se servir sans crainte, parce que nous sommes persuadé, que peu de personnes voudraient se donner la peine de les composer, et que d'ailleurs elles ne doivent être faites qu'en assez grande quantité, pour être bien préparées, porphyrisées, tamisées, etc., etc., et qu'il est bien plus commode de les prendre toutes faites chez son dentiste. Nous répéterons encore ici ce que nous avons dit au sujet des élixirs ; chaque bon dentiste peut donner à ses clients une poudre dentifrice qu'on emploiera en toute sûreté, parce qu'on en varie la forme et la composition, suivant l'état des parties sur lesquelles on doit les appliquer.

On peut rejeter, sans examen, les poudres de Jamet et de Charlard, quoiqu'elles jouissent d'une grande réputation. En général, il faut rejeter pareillement tous ces dentifrices vantés et prônés, comme panacée universelle, par ces personnes qui ne se font pas le moindre scrupule de tromper les crédules qui se livrent à eux.

Il est assez aisé de reconnaître les qualités malfaisantes de ces substances, à leur goût âcre, brûlant ou acide. Nous ne nous arrêterons pas à passer en revue tous les dentifrices employés depuis les temps les plus reculés, parce qu'ils ne sont plus usités, et que la civilisation a fait justice de certains cosmétiques d'un usage si dégoûtant, que l'on pourrait à peine croire que jamais personne en ait eu l'idée, si les faits n'étaient rapportés par plusieurs auteurs véridiques (1), et principalement par Catulle, qui affirme que plu-

____

(1) Damocrate, Strabon.

sieurs petits-maîtres, à Rome, faisaient usage de l'opiat celtibérien (1).

Plusieurs auteurs de l'antiquité nous donnent les moyens de nous préserver des maux de dents, moyens, pour la plupart superstitieux, comme celui vanté par Dioscoride, qui attribue cette qualité à la plante nommée *lepidium,* lorsqu'on la porte en forme de collier.

Nous ne pouvons cependant passer sous silence un procédé assez singulier, proposé par Marcel, médecin de Bordeaux au quatrième siècle. « Prenez, dit-il, la première sangsue que vous trouverez ; mettez-la dans votre bouche ; retirez-la ensuite, et l'écrasez entre les doigts *medius* de la main droite et de la main gauche, et dites-lui : *Sangsue ! de même que ce sang ne retournera pas dans la bouche, de même mes dents ne doivent plus être douloureuses toute l'année.* Il faut, ajoute Marcel, recommencer la même chose chaque année, pour se préserver de toute douleur de dents. »

____

(1) C'était de l'urine.

Nous n'avons rapporté ces faits que pour montrer combien, de tout temps, on s'est occupé des moyens de conserver les organes dentaires, parce qu'on en a reconnu l'utilité et l'agrément.

Mais, de nos jours encore, l'on voit des charlatans ignares et menteurs, présenter aux passants, des secrets merveilleux, des charmes, des recettes, pour guérir tous les maux dont l'humanité est affligée.

CHAPITRE IV.

APPLICATION DE L'HYGIÈNE A L'ENFANCE.

L'hygiène doit s'occuper de rendre la sortie des premières dents le moins pénible possible, car la souffrance que cause l'éruption dentaire, détermine souvent des accidents assez graves chez les enfants. On appliquera donc des topiques émollients sur les gencives, pour en faciliter la déchirure, lors de l'évolution des dents temporaires. Mais, en même temps, il faudra distraire fortement l'attention du petit malade par tous les amusements possibles, afin que l'impression douloureuse qui frappe la mâchoire soit moins perçue par le cerveau.

Lorsque, dans le temps de l'éruption des premières dents, la salivation abondante qui a lieu et qui est utile pour lubréfier toute la bouche et ramollir les gencives, lorsque cette salivation, disons-nous, vient à diminuer ou à se supprimer tout à fait, on pourra faire revêtir à l'enfant des manches de flanelle qui couvrent l'épaule et vont jusqu'à l'avant-bras.

Quelques personnes font des frictions sur les gencives en pareille circonstance, ce qui n'a aucun inconvénient, et qui même quelquefois parvient à calmer un peu les douleurs du malade. Si ces frictions ne peuvent être nuisibles, il n'en est pas de même de la pression que quelques personnes cherchent à exercer sur ces parties, à l'aide de substances dures et polies, comme par l'usage inconsidéré des hochets que l'on fait mâcher aux enfants, dans le but de ramollir les gencives. Les hochets, en irritant ces dernières, les durcissent par un frottement continuel, les rendent comme calleuses, et loin de diminuer, par leur emploi, les accidents que l'on voulait prévenir, on les augmente d'une manière sensible ; car ces parties se trouvant alors plus irritées, le système nerveux participe au mal local.

Quoiqu'il en soit, comme à mesure que la dentition s'effectue, l'enfant éprouve un malaise dans les gencives, et semble désirer mordre quelque chose, on peut substituer aux corps durs dont nous venons de parler, une racine de guimauve bouillie, un morceau de réglisse entouré d'un linge fin, que l'on aura fait tremper dans une forte décoction d'orge mieillée et aromatisée d'eau de fleurs d'oranger. Ces substances, tout en ramollissant le tissu des gencives, en diminuent l'irritation.

On doit aussi s'occuper de diriger la deuxième dentition ; il peut être utile très-souvent, d'enlever une dent infantile qui ne s'ébranle pas, pour faire place à une dent permanente ; d'autres fois, il est nécessaire de faire l'évulsion d'une dent qui, en garnissant trop la mâchoire, fait placer ses voisines d'une façon gênante et désagréable. Nous devons faire comprendre aux parents qui ont quelquefois une tendresse trop outrée, que l'enfant ne court aucun danger, et qu'à l'aide d'une simple opération faite en temps opportun, on préviendra de fàcheuses conséquences. Au surplus, à cet âge, la bouche des enfants doit être souvent visitée par un dentiste.

CHAPITRE V.

APPLICATION A LA VIEILLESSE.

—

Prothèse dentaire, ou remplacement des dents perdues.

Pour ne parler ici que sous le point de vue de l'utilié, on doit faire replacer des dents chaque fois qu'on en a perdu : c'est le moyen d'assurer la mastication, d'empêcher la perte de la salive et de contribuer à la perfection de l'acte digestif.

Il n'est personne qui ne se soit aperçu que le manque d'une dent sur le devant ôtait à la figure une partie de sa grâce. Depuis les temps les plus anciens cette remarque a été faite, car *Martial*, un vieux poète latin, en cause au long, et *Ovide*, regardait l'attrait d'un beau râtelier, comme tellement irrésistible, qu'il propose comme un remède contre l'amour de faire rire celle qui est mal dentée. Nous ne pensons pas avoir besoin de discourir sur ce sujet, pour prouver les inconvénients de la perte de ces organes ; qu'il nous suffise de dire que l'art, aujourd'hui, est arrivé à un degré de perfection tel, que l'on ne peut plus distinguer une pièce de dents artificielles placée dans la bouche, et que la mastication peut s'effectuer aussi bien qu'avec les dents naturelles.

Depuis que l'on emploie à la confection de ces pièces, des dents composées de kaolin et d'émaux métalliques, et que ces dents sont supportées par des plaques et des ressorts d'or fin et de platine, estampés préalablement pour bien s'adapter à la bouche, on n'éprouve plus aucune gêne de l'usage de ces pièces artificielles.

Cependant, malgré l'exact ajustement des plaques et ressorts qui ne permettent pas aux aliments de séjourner dans la bouche, nous ne saurions trop recommander aux personnes qui portent de semblables pièces,

surtout si elles étaient faites en dents animales, soutenues par des ligatures, nous ne
saurions trop recommander, disons-nous, les
plus grands soins de propreté.

Il est inutile de dire, que malgré leur so-
lidité, on ne doit pas exposer ces dents à
des chocs continuels, ni opérer sur elles de
fortes tractions, comme font certaines personnes qui coupent du fil et de la soie, etc.

Nous ne dirons presque rien de celles qui
portent des obturateurs du palais ; elles sont
en trop petit nombre et elles doivent savoir
que ces pièces artificielles demandent un
soin de propreté tout à fait particulier. Elles
doivent toujours avoir un obturateur de re-
change ; afin de pouvoir nettoyer cette pièce
assez souvent, et en substituer une à la première, dans le cas où il arriverait un accident à celle qui est dans la bouche.

Nous l'avons déjà dit, les pièces artificielles en dents minérales, fixées au moyen
de crochets et de ressorts métalliques, n'exigent pas beaucoup plus de soins que les dents
naturelles vivantes. Mais nous ferons remar-

quer, d'une manière générale, que les pièces faites en *cheval marin* (1) exigent assez de soins, et que, si on les néglige, elles laissent dans la bouche une odeur fade et repoussante.

On doit, de temps en temps, les nettoyer avec une brosse dure, imbibée d'eau de savon, ou mieux encore, d'une solution de chlorure d'oxide de sodium, étendue de dix parties d'eau ; et après les avoir bien essuyées et convenablement enveloppées de linge, on les met dans un endroit bien sec, où elles peuvent être à l'abri d'un air trop vif ou d'une trop forte chaleur.

Les pièces, ainsi conservées, se dégagent de l'humidité dont elles étaient pénétrées et de la mauvaise odeur qu'elles ont pu contracter dans la bouche : ces précautions sont d'ailleurs nécessaires pour empêcher la pièce de se fendre complétement, ou, comme cela arrive quelquefois, les dents de se fêler.

Nous terminons ici nos conseils prophy-

____

(1) Hyppopotame.

lactiques, parce que nous n'avons voulu, en les écrivant, que répondre à quelques questions que l'on nous adresse tous les jours. Aussi avons-nous traité ce sujet le plus succinctement possible, tout en cherchant à faire connaître suffisamment les causes de destruction des dents et les moyens les plus généraux d'empêcher la perte de ces organes.

FIN.

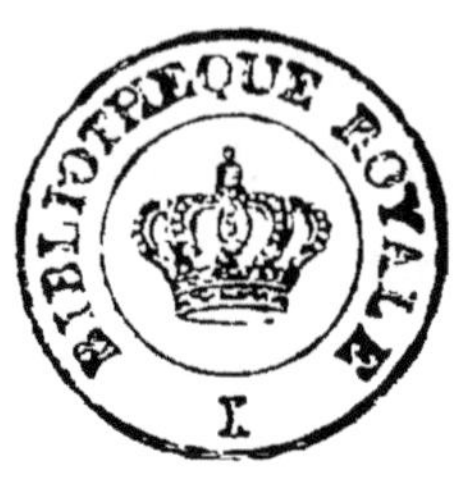

FIN DE LA TABLE.